AF343794

DISCOURS

PRONONCÉ

DANS LA SÉANCE DU 17 NOVEMBRE

PAR LE Dr RAICHARD

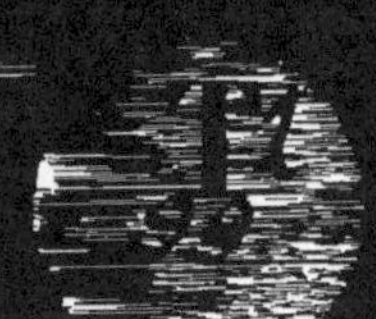

DE LA PROFESSION MÉDICALE A DIVERSES ÉPOQUES.

DISCOURS

PRONONCÉ

DANS LA SÉANCE DU 27 NOVEMBRE 1887

PAR LE Dr RAINGEARD

Président de la Société Académique de la Loire-Inférieure.

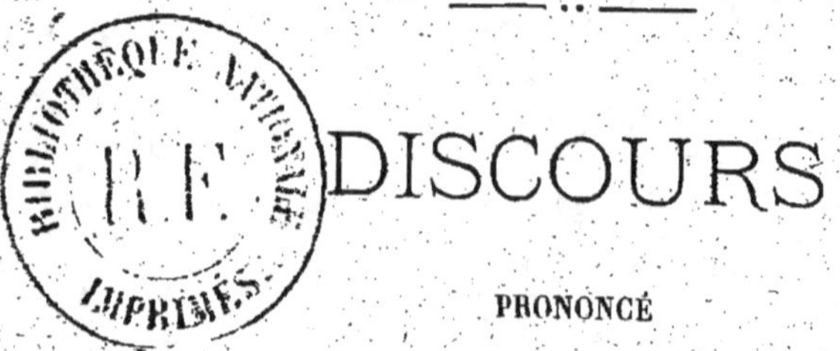

MESDAMES, MESSIEURS,

Un ancienne tradition de notre Société commet au Président le périlleux honneur de prononcer un discours académique, à notre réunion publique annuelle.

Vous avez coutume d'entendre une parole éloquente, avec tout l'éclat du style et l'autorité d'une profonde érudition, aborder devant vous les plus abstraites spéculations de la morale et de la philosophie, ou traiter les questions les plus intéressantes des lettres, des sciences et des arts. Le gracieux empressement avec lequel un auditoire d'élite ne manque jamais, chaque année, de répondre à notre appel en ce jour, nous est une preuve indéniable du grand attachement de la ville de Nantes au culte des belles lettres, et du haut degré d'estime où elle élève les choses de l'esprit.

Je crains que votre attente ne soit aujourd'hui déçue. Veuillez me le pardonner, et permettez-moi de me tenir à de moindres hauteurs, sur le terrain de l'histoire de la profession médicale à diverses époques.

« L'histoire, disait Monteil, telle qu'on l'a écrite dans l'antiquité, telle qu'on ne cesse de l'écrire encore, — c'est l'histoire des rois, des prêtres, des guerriers ; — ce n'est pas l'histoire des paysans, des artisans, des marchands, qui forment presque toute la nation ; — ce n'est pas l'histoire des divers états : ce n'est pas *l'histoire*. »

Dans l'histoire ainsi comprise, les médecins peuvent réclamer une place honorable. Tenus en général, par les convenances de leur profession, en dehors des partis et des troubles politiques, ils sont au contraire journellement mêlés d'une manière intime à la vie privée de toutes les classes de la nation.

Mais embrasser l'histoire des médecins de tous les temps et de tous les pays serait un sujet trop vaste pour nous ; il faut nous renfermer dans un cadre plus modeste. Laissez-moi choisir dans les documents historiques ceux qui peuvent nous donner une idée de ce que fut, à certaines époques seulement, la profession médicale ? Quelle a été la situation sociale des hommes qui l'exerçaient, dans les sociétés anciennes et aux siècles derniers ? Quels usages la loi, la coutume ou la mode leur a-t-elle imposés ?

La médecine, autant que toute autre institution humaine, a été sujette à de nombreuses variations. Nous pouvons dire cependant qu'elle a toujours et partout existé. « Les malades, dit Hippocrate, guérissent quelquefois sans médecin, mais ils ne guérissent pas pour cela sans médecine ; ils ont fait de certaines choses, ils en ont évité d'autres. S'ils se sont conduits d'après des règles, ces règles sont celles de l'art ; s'ils se sont livrés aveuglément à la fortune, c'est en se rapprochant des procédés d'une bonne médecine, que la fortune les a dérobés au danger. »

Il n'est pas en effet absolument nécessaire, pour que les malades et les blessés reçoivent les soins utiles, qu'il y ait des personnes spécialement instruites et préparées à cet office. A l'origine de la société, tout homme pouvait être appelé, et sans doute était prêt à rendre ce service à ses proches. Cette tendance à l'assistance mutuelle, en cas de maladie, est restée de tradition dans l'esprit de l'humanité.

Hérodote nous apprend que, de son temps encore, les Babyloniens, les Chaldéens n'avaient pas de médecins. Lorsque quelqu'un devenait malade, il se faisait transporter sur la place publique : les passants qui avaient éprouvé un mal semblable au sien ou qui avaient observé le même accident, la même affection sur d'autres personnes, donnaient au patient les conseils que leur suggéraient leur jugement et leur mémoire. Il n'était permis à qui que ce soit de passer auprès d'un malade sans l'interroger sur la nature de ses souffrances.

Cet usage nous reporte à l'anecdote racontée par Boccace, de ce prince italien demandant à son bouffon quelle était la profession exercée par le plus grand nombre de gens ; celui-ci répondit : « La médecine, incontestablement. » Et comme le prince s'en étonnait, notre homme sortit et s'entortilla la tête d'un mouchoir, simulant un violent mal de dents. En moins d'un quart d'heure, il rencontra vingt personnes qui lui donnèrent chacune une recette différente, mais toujours infaillible. « Et vous aussi, Monseigneur, vous êtes médecin, » put s'écrier le fou, lorsque, à son retour, le prince apitoyé lui enseignait encore un remède.

Nous ne nous occuperons pas davantage de ces pratiques, non plus que des agissements des guérisseurs, opérateurs, charlatans de toutes sortes qui ont toujours réussi, à côté même d'un corps médical régulier, à s'emparer de la faveur aveugle de la foule, en dépit des lois et du bon sens.

Il me serait bien difficile, livré à mes propres forces, de fouiller et traiter à fond le cadre que je me suis tracé. Le géographe, qui veut décrire complètement un pays, ne peut tout avoir vu par lui-même ; il est forcé de reproduire les documents que d'autres lui ont procurés, et les descriptions des voyageurs dignes de foi. Comme lui, je ne craindrai pas d'avoir recours aux recherches et à la science des autres. M. Maître m'a fourni pour notre pays des documents pleins d'intérêt ; mais j'ai fait surtout de nombreux emprunts aux travaux de Malgaigne et de Maurice Raynaud, et je me suis cru permis souvent de vous transcrire textuellement, pour ne point vous en diminuer l'intérêt, les idées justes et les faits curieux que nous devons à la savante critique de ces érudits. Pourtant, il m'est arrivé de ne pas comprendre toujours comme eux les textes, et les événements qu'ils rapportent, j'ai parfois adopté une version différente de la leur, j'ai puisé à d'autres sources.

Je serai heureux si vous pouvez penser que j'ai réussi à mettre sous vos yeux un tableau exact des mœurs et des habitudes des médecins d'autrefois.

Les premières traces certaines des sciences médicales, à l'origine de la civilisation grecque, remontent à l'époque de la guerre de Troie ; les premiers médecins se trouvent au milieu des troupes grecques. C'étaient des guerriers de rang élevé, même des rois, qui avaient étudié les vertus des remèdes et les soins à donner aux blessés. Leurs compagnons d'armes savaient qu'ils pouvaient au besoin avoir recours à eux. Du reste, confondus dans les rangs de l'armée, exerçant le commandement et combattant comme les autres princes. Les plus renommés tenaient leurs connaissances spéciales du centaure Chiron, le maître d'Esculape, en même temps que l'éducateur d'Achille.

Peut-être serez-vous étonnés de savoir qu'Achille était médecin et même avait enseigné la médecine à Patrocle. Ce n'est pas sous ce jour que vous avez appris à connaître le bouillant Achille, le plus brave et le plus fort des Grecs. D'ailleurs, il ne paraît pas dans Homère qu'il ait volontiers exercé l'art de guérir. Patrocle non plus : il donne les premiers soins à Eurypile, il fait un débridement avec un couteau pour extraire la flèche, lave la plaie et arrête l'écoulement du sang ; mais il s'empresse aussitôt de remettre son blessé aux mains des autres chirurgiens et retourne combattre.

Les héros auxquels on s'adressait le plus souvent étaient les fils d'Esculape, Machaon et Podalyre ; le premier, chirurgien, « avait la main très adroite pour retirer du corps les javelots, guérir les plaies, faire les incisions ; » le second, médecin, « reconnaissait les maux qui échappaient à la vue : » c'est ainsi qu'il découvrit la fureur d'Ajax, à l'aspect de ses yeux étincelants.

Il ne faudrait pas croire que la science médicale fût restreinte à ce petit nombre d'hommes illustres. Il y avait bien d'autres chirurgiens dans l'armée grecque. Seulement, les élèves de Chiron, et parmi eux Machaon, semblent avoir une réputation d'habileté supérieure aux autres. Quand Ménélas est blessé, Agamemnon envoie en toute hâte chercher Machaon, qui vient le panser sur le champ de bataille. A ce moment, Machaon était lui-même au milieu de ses soldats ; sans retourner à sa tente, il apporta les remèdes nécessaires;

Il les avait donc avec lui, et probablement il en était ainsi de tous les chirurgiens pendant le combat.

L'armée entourait les hommes privilégiés qui exerçaient cet art d'une estime et d'une vénération sans bornes. Les Grecs reculent devant les Troyens victorieux : « O Nestor, s'écrie Idoménée, monte sur mon char ! Que Machaon y monte avec toi ! Fuis vers nos vaisseaux. Un guerrier qui, comme lui, sait calmer la douleur et guérir les blessures, vaut, lui seul, mille autres guerriers. »

Sous quel aspect nous figurerons-nous ces médecins, princes et combattants ? Leur costume avait-il la sobriété un peu excessive des tableaux de David, l'éclat plus ornemental des grandes batailles de Lebrun, ou la simplicité élégante des sculptures de la Grèce antique ? Suivant toute probabilité, ils ressemblaient plutôt à ces personnages, montés sur des chars, que l'on voit dans les bas-reliefs assyriens ; portant le casque et le bouclier d'airain, la poitrine et les membres recouverts d'une armure massive, tels devaient être les fils d'Esculape, élèves de Chiron, Podalyre et Machaon, chantés par Homère.

Pouvons-nous cependant accorder au poète confiance entière dans la peinture qu'il nous a laissée des héros qui combattaient devant Troie ? Non, sans doute. Pour tout ce qui a trait à l'exercice des professions, Homère a vu ce qu'il décrit, et le décrit en témoin compétent et fidèle. Deux ou trois cents ans après ces événements, il peint dans ses chants les mœurs et les usages de son temps. Il demeure seulement bien établi pour nous que, dans la patrie d'Homère et de son vivant, des princes hautement honorés s'attachaient à la pratique de la médecine, et plus spécialement au traitement et au pansement des blessés.

Quatre siècles plus tard, la Grèce étant dans tout l'éclat

de la civilisation qui l'a placée un moment au premier rang des nations, l'art médical fut une profession officiellement reconnue et régulièrement organisée à Athènes et dans les cités importantes.

Pour obtenir le droit de s'y livrer, il fallait avoir fait des études spéciales. Certaines villes avaient le privilège de servir de centres d'enseignement médical : ainsi Crotone et Cyrène d'abord, ensuite Cos et Gnide furent les écoles qui formèrent pendant plusieurs siècles les médecins les plus fameux de la Grèce. En outre, partout ailleurs, les praticiens en renom se proposaient pour maîtres à ceux qui voulaient venir chez eux prendre des leçons, et, à ce titre, ils recevaient un salaire. À défaut d'argent, ils acceptaient parfois de l'élève une obligation par écrit.

Un article du *Serment d'Hippocrate* établit à la règle une belle exception : « Je regarderai comme mon père celui qui m'a enseigné la médecine ; je l'aiderai à vivre et lui donnerai ce dont il aura besoin. Je regarderai ses enfants comme mes propres frères. S'ils veulent apprendre cet état, je le leur enseignerai sans argent ni obligation par écrit. »

Hippocrate fut certainement un de ces professeurs particuliers.

Les leçons orales étaient le mode d'enseignement généralement adopté. Les élèves voyaient les malades chez leur maître, et lui servaient d'aides pour les opérations. Ils l'accompagnaient aussi en ville, et quelquefois les plus avancés étaient laissés près des clients pour les surveiller dans l'intervalle des visites.

Le temps des études accompli, ils devaient faire preuve de leur capacité et solliciter du Gouvernement l'autorisation de pratiquer eux-mêmes. Sur ce point, le sentiment public était alors d'accord avec la loi. On riait lorsque Socrate comparait celui qui se mêlerait des affaires publiques sans avoir rien appris, à un jeune homme qui se présenterait pour obtenir du Gouvernement la permission d'exercer la médecine, en disant: « Athéniens, je n'ai jamais étudié la médecine, je n'ai jamais voulu de maître, j'ai même constamment évité de rien apprendre des médecins; cependant accordez-moi votre confiance. Je m'instruirai en faisant des expériences sur vous. » L'autorisation des magistrats était donc absolument nécessaire, au moins à Athènes; mais sans doute les hommes déjà considérables par leur renom, qui venaient fixer leur résidence dans une ville nouvelle, étaient dispensés de se soumettre aux épreuves destinées à constater une aptitude bien reconnue d'avance.

C'était chez lui que le médecin établi avait ses relations ordinaires avec le public. Dans une pièce ouverte sur la rue, à une bonne exposition, l'iatrion, il avait ses instruments, appareils encombrants nécessaires surtout à la réduction des fractures et luxations. Il y conservait également les drogues, les préparations propres aux usages interne et externe.

Cette boutique devait être fort analogue à celle des barbiers-chirurgiens du XVIe siècle, sauf qu'on n'y rasait pas. Le médecin y recevait les malades; il y opérait et faisait les pansements, assisté d'élèves ou de serviteurs. Dans une comédie d'Aristophane, Lamachus, blessé, ordonne qu'on le porte chez Pittalus; dans une autre, *Les Guêpes,* un blessé est également envoyé à Pittalus, sans doute le médecin en vogue du moment. Pour peu cependant que l'affection fût grave, le médecin visitait le malade chez lui.

Les consultations entre confrères étaient d'un usage commun; le livre des *Préceptes hippocratiques* les recommande formellement.

Les médecins, à cette époque, changeaient facilement de résidence. Hippocrate voyagea presque constamment, soit pour son instruction, soit pour répondre aux appels des peuples et des rois. Peut-être pourrions-nous voir là une remarquable exception justifiée par le mérite et la réputation de cet homme supérieur; mais suivons, cent ans auparavant, la carrière d'un médecin célèbre par son habileté et ses aventures, Démocède, de Crotone, dont Hérodote nous a raconté l'histoire:

Démocède exerçait à Crotone; fâché avec son père, il émigra et vint chercher fortune à Egine, où les habitants, pour le retenir, lui assurèrent un talent (5,400 fr.) d'appointement, payé par le Trésor public. L'année suivante, sa réputation s'étant répandue au loin, Athènes l'obtint au prix d'une somme de 100 mines, ou 9,000 fr. L'année de ce nouvel engagement expirée, Polycrate, tyran de Samos, lui offrit deux talents, près de 11,000 fr., et l'attira près de lui. Les événements funestes qui amenèrent la ruine de Samos et la mort de Polycrate, le conduisirent esclave en Asie où l'attendait la plus haute fortune : Darius s'étant foulé le pied en descendant de cheval, le captif grec sut calmer ses souffrances et réussit à le guérir rapidement. Comblé de marques d'honneur et des plus magnifiques récompenses, il vécut quelque temps à la cour du grand roi. Enfin, lassé de cette servitude dorée, il parvint à regagner la Grèce et retourna se fixer définitivement dans sa ville natale.

Le début de l'histoire de Démocède montre combien étaient recherchés les praticiens habiles. Nous voyons encore, par un passage de Platon, qu'à l'époque d'Hippocrate, les cités choisissaient parfois leurs médecins, et que ce choix était discuté et arrêté en Assemblée générale. Cette surenchère d'une part, d'autre part les revenus qu'ils espéraient retirer de leur clientèle et de leurs leçons dans une ville plus importante, expliquent comment ils étaient si peu sédentaires, et pourquoi beaucoup, à l'exemple de Démocède et d'Hippocrate lui-même, firent le métier de médecins périodeutes ou voyageurs.

Malgré leur boutique ouverte, la situation sociale de ces médecins était élevée, et nous les trouvons en commerce d'amitié avec les principaux citoyens, avec les philosophes, admis comme ces derniers dans la familiarité des rois.

Lorsqu'ils avaient rendu de grands services à la cité, ils étaient assurés d'en recevoir des témoignages publics de reconnaissance. En récompense de son dévouement pendant la peste, les Athéniens décernèrent à Hippocrate des couronnes d'or, ordonnèrent qu'il serait nourri, lui et ses enfants, dans le Prytanée, et l'initièrent aux grands mystères, bonheur qu'ils ne firent que très rarement aux étrangers, et qu'ils n'avaient encore accordé qu'à Hercule.

Une marque de considération, plus générale et plus modeste, était attribuée aux médecins. Lorsque Sganarelle, le médecin malgré lui, introduit près de Géronte, se place tout d'abord sous l'autorité d'Hippocrate : « Hippocrate dit... que nous nous couvrions tous deux. » il tombe plus juste qu'on ne saurait croire ; le droit de se couvrir en public fut effectivement un privilège dont Hippocrate, comme ses confrères, était fort jaloux ; la coutume le leur accordait à cause de leurs courses. Le buste d'Hippocrate qui nous est parvenu et qui a la tête nue, doit être apocryphe ; dans toutes les statues que la reconnaissance des Grecs lui consacra, ce grand homme fut représenté la tête couverte d'un bonnet ou d'un pan de son manteau.

Ces représentants de l'art, dont nous venons de nous occuper et qui avaient une situation supérieure, étaient trop peu nombreux pour assurer d'une manière complète le service médical de tout le peuple des villes.

A côté d'eux s'était constituée une classe de praticiens d'ordre secondaire, à qui l'usage accordait encore le titre de médecins, instruits seulement en exécutant les ordonnances du maître, mais sans avoir suivi de leçons. C'étaient d'anciens esclaves ou serviteurs à gages, entretenus par les médecins qui ne professaient pas, pour les besoins de la pratique. Platon nous apprend qu'en général, on leur remettait le soin de traiter les esclaves.

Il y avait encore des sages-femmes pour la pratique des parties de l'art qui les concerne, et l'on en faisait grand cas. Socrate se glorifiait d'en avoir une pour mère. Tout porte à croire que ces matrones avaient recours aux médecins dès qu'il survenait une difficulté ou un danger. Quand elles voulurent s'affranchir de cet assujettissement et dépasser leurs attributions, l'aréopage intervint pour interdire aux femmes l'étude et l'exercice de la médecine.

Cette loi, trop motivée par de nombreux et criminels abus, blessait cependant des habitudes acquises et de justes sentiments de pudeur. Une jeune fille, Agnodice, prenant l'habit d'homme, se mit en état d'exercer, et pratiqua quelque temps sous ce déguisement. Découverte, elle fut condamnée par les juges, et, si la sentence ne fut pas exécutée, c'est que les dames d'Athènes, guidées par la reconnaissance, eurent assez de crédit pour la faire révoquer.

L'institution des sages-femmes complétait l'organisation des secours médicaux pour la population civile.

Les Grecs ne manquaient pas de se préoccuper des malades et blessés de leurs armées. Tous les témoignages s'accordent à reconnaître que dans les expéditions les plus pénibles, dans les circonstances les plus désastreuses, ils auraient regardé comme la dernière des hontes de les abandonner à la merci des ennemis, ou de négliger de leur procurer les secours nécessaires à leur état.

Lycurgue, le rigide législateur, organisa la chirurgie militaire de Lacédémone. Des médecins devaient toujours accom-

pagner les armées et avoir leur place parmi les non-
combattants ; quand on s'attendait à en venir aux mains, le
le plus ancien des trois citoyens qui logeaient sous la tente
du roi, était chargé de les placer en arrière, en une sorte
d'ambulance de bataille.

C'était toujours une grande affaire pour les généraux de se
procurer des chirurgiens capables. Dans la Cyropédie, ce
roman où il a voulu peindre en Cyrus un prince et un général
modèle, Xénophon prend soin de lui faire choisir les meil-
leurs médecins et de le faire se préoccuper d'avoir une pro-
vision d'instruments, de remèdes, d'aliments et de liqueurs
salutaires. Cyrus veille par lui-même, le soir, à ce que ses
blessés aient les soins utiles.

Nul doute que les chirurgiens militaires ne fussent en
nombre relativement considérable. Dans la retraite des Dix-
mille, les Grecs en commirent huit au service des blessés
cantonnés dans les villages. Comme ce n'était pas tout le
corps de santé, on peut estimer qu'il y en avait au moins un
par millier d'hommes.

Ces médecins n'étaient plus combattants comme au temps
de la guerre de Troie, et il ne paraît pas qu'on tînt beaucoup
compte de leur nationalité en les engageant. Je croirais
volontiers aussi qu'ils étaient respectés lorsqu'ils tombaient
au pouvoir d'un ennemi de race grecque : dans l'expédition
de Sicile, les Athéniens furent entièrement pris ou tués ;
cependant, après la catastrophe, Thessalus, fils d'Hippocrate,
qui avait accompagné l'armée, revint librement à Athènes,
où le peuple l'honora d'une couronne d'or en récompense de
ses services.

Le champ de la pratique des médecins grecs ne se limita
pas aux bornes de leur patrie. On les retrouvait déjà dans
les royaumes de l'Asie, bien avant l'époque où les conquêtes

d'Alexandre devaient les introduire dans presque toute l'étendue du monde oriental. De même le noyau du corps médical de la ville de Rome fut, dès le principe, constitué par eux.

Rome se passa de médecins pendant plus de 500 ans. « Ni pour cela, on ne laissait de trouver sa guérison dans Rome — tout aussi comme depuis » remarque malicieusement le jurisconsulte Et. Pasquier.

Le premier qui s'y établit, Archagatus, du Péloponèse, fut d'abord reçu avec honneur, investi du droit de cité et logé aux frais du trésor. Mais bientôt il y eut une réaction : Pline rapporte que le peuple le lapida, révolté de le voir pratiquer au moyen du fer et du feu les opérations chirurgicales.

Caton l'ancien protestait énergiquement contre cette innovation, couvrait les médecins de malédictions, et interdisait à son fils d'avoir jamais recours à eux. Lui-même, cependant, pratiquait une médecine domestique sur laquelle il avait écrit un chapitre dans son traité « *de re rusticâ.* » Le vieux Romain, plus célèbre par sa rudesse que par sa science médicale, attribuait la bonne santé dont il jouissait, lui et les siens, à l'usage qu'il faisait, dans l'alimentation, du chou-pomme, légume également salutaire, cru et cuit, pour les estomacs romains, et capable de remplacer tous les remèdes. Il ne mettait jamais à la diète les malades de sa maison ; il les nourrissait d'herbes, de chair de canard, de pigeon ou de lièvre, nourriture légère, facile à digérer pour les gens faibles, et n'ayant d'autre inconvénient que de causer, la nuit, beaucoup de rêves. Il avait des recettes pour guérir les foulures et remettre les membres démis ; il n'oublie point de rapporter les paroles enchantées dont il faut se servir en de tels cas.

On ne manquait donc pas, à Rome comme ailleurs, de donner des soins aux malades et aux blessés.

150 ans seulement après l'aventure d'Archagatus, au temps de Pompée et de César, de nouveaux médecins vinrent d'Asie. C'est vers la même époque qu'on les voit introduits dans les camps et à la suite des légions.

Lorsqu'ils furent enfin acceptés par la société romaine, ils n'y occupèrent jamais qu'un rang secondaire, à côté des grammairiens, des rhéteurs et des philosophes. Leurs services étaient cependant appréciés assez haut. Etrangers pour la plupart, ils reçurent le droit de cité et des exemptions de charge publique. Auguste, par reconnaissance pour Antonius Musa, lui fit accorder par le Sénat, ainsi qu'à tous ceux qui exerceraient à l'avenir la médecine, les privilèges et le droit de porter l'anneau d'or des chevaliers romains.

Cette rapide revue de la profession médicale dans l'antiquité, nous a permis de reconnaître qu'elle ne fut nullement alors constituée en corporation, bien qu'il ait été commun de la voir pendant très longtemps perpétuée dans les mêmes familles, comme la famille d'Esculape et, plus tard, celle d'Hippocrate.

Aucune séparation n'était faite non plus entre les médecins et les chirurgiens ; on était à la fois l'un et l'autre, et, dans la pratique, plutôt chirurgien que médecin. Même les anciens n'ont jamais paru soupçonner une telle division.

Les médecins enfin n'avaient de costume distinctif ni dans les villes, ni aux armées. Le chapeau d'Hippocrate et l'anneau d'or d'Antonius Musa furent des témoignages de considération dont ils n'étaient pas seuls à pouvoir s'honorer.

Après la chute de l'Empire romain, ses institutions, fortement empreintes dans les mœurs des provinces et l'action civilisatrice de l'Eglise, avaient fini par introduire, au milieu des désordres du moyen-âge, une organisation régulière et les éléments du progrès moderne. Un esprit nouveau, absolument différent de ce que nous avons vu jusqu'ici, va présider aux destinées de la médecine, dans nos contrées.

La grande diversité des usages, depuis cette époque jusqu'à la fin du siècle dernier, sur chaque point du pays et entre chaque université, ne me permettrait ici ni d'en tracer un tableau d'ensemble, ni même de les mentionner tous en détail. Certains faits appartenant à la Faculté de Nantes nous intéressent plus directement ; mais, en général, je me bornerai à l'examen des coutumes des médecins de Paris.

La Faculté de Médecine fut instituée au sein de l'Université, par Louis VII, au XIIe siècle. Les docteurs régents de l'Université avaient des privilèges étendus, mais aussi des obligations ; comme tous les autres, au début, les médecins devaient être clercs, et, à ce titre, ils étaient tenus au célibat. Plus tard, la Faculté admit des docteurs laïques, l'Eglise même déclara l'exercice de la médecine incompatible avec l'état ecclésiastique, et pourtant l'obligation du célibat fut maintenue jusqu'en 1452, époque à laquelle le cardinal d'Estoutteville la déclara chose impie et déraisonnable.

Ainsi, bien souvent, les origines de la Faculté et ses attaches à l'Université, le caractère ecclésiastique de ses premiers docteurs, laisseront des traces profondes et durables dans la pratique et les habitudes médicales.

Certaines traditions remontaient encore plus loin. Dès l'époque où les chanoines de Notre-Dame, pratiquant la médecine, tenaient leurs assemblées et donnaient leurs consultations autour du bénitier de la cathédrale, il leur avait fallu des auxiliaires pour visiter et soigner directement les malades, faire les pansements, fournir les médicaments.

Le domaine de la chirurgie échappait complètement aux

clercs. Il y en eut, il est vrai, quelques-uns qui furent chirurgiens, lettrés et d'un haut mérite, comme Guillaume de Salicet, Lanfranc, Pitard, Henri de Mondeville, etc., aux XIII⁰ et XIV⁰ siècles. Mais l'Eglise condamnait l'effusion du sang, et ils devaient s'abstenir d'opérer par eux-mêmes.

Lorsque les laïques remplacèrent les clercs dans les chaires de la Faculté, un singulier amour-propre, conforme du reste à l'esprit de l'époque qui faisait regarder comme vil tout travail des mains, les empêcha de revenir à la pratique de cette partie importante de la profession. Des aides leur restèrent nécessaires pour tout ce qui était opération manuelle ou commerce. Aux mires, barbiers, herbiers et épiciers des temps précédents, succédèrent les maîtres chirurgiens du collège de Saint-Côme, les barbiers-chirurgiens, les sages-femmes et les apothicaires. Ces professions, dont une était naturellement attribuée aux femmes seules, leur furent d'abord toutes ouvertes ; il y avait des miresses et des chirurgiennes, des barbières, des herbières, des apothicairesses. Longtemps après, la veuve du maître conserva encore le droit de faire gérer, pendant un certain délai, la boutique par un garçon ou apprenti capable. Car tous ces corps d'état tenaient boutique, même les chirurgiens, qui conservèrent presque jusqu'au siècle dernier, l'usage d'appendre, comme enseigne, à leur maison, une bannière avec trois boîtes d'or emblématiques et la devise de saint Côme : *Consilioque manuque.* Aux yeux de la Faculté, tous étaient également des artisans, qu'elle s'efforça pendant des siècles de maintenir dans la respectueuse subordination qu'elle pensait lui être due. Malgré tout l'intérêt qui s'attache à leur situation, à leurs services, à leurs efforts légitimes pour s'instruire et s'élever plus haut, tant que je ne les rencontrerai pas dans leurs rapports avec les médecins, je serai forcé de laisser de côté leur histoire pour m'occuper exclusivement des maîtres, les docteurs régents de la très salutaire Faculté de Médecine de Paris.

Le costume des régents en médecine ne les distinguait pas sans doute primitivement. Une miniature du XIV⁰ siècle représente Henri de Mondeville en chaire, avec une longue robe violette à capuchon, des bas rouges et une culotte noire. Le respect des coutumes traditionnelles perpétuera l'usage de la robe et en fera jusqu'aux temps modernes l'attribut du médecin comme du magistrat.

A Nantes, l'Université instituée par le duc François II, au milieu du XV⁰ siècle, comptait quatre médecins parmi ses soixante-dix-sept gradués. Ils furent astreints au célibat jusqu'en 1581, comme tous les autres suppôts; comme eux, ils durent porter la chape ou robe de taffetas ou de damas rouge, avec capuchon doublé de bleu, et, quand ils eurent l'honneur d'être recteurs, ils revêtirent la chape de satin rouge cramoisi avec le chaperon doublé de taffetas bleu.

De tels costumes étaient bien propres à rehausser l'éclat des cérémonies solennelles si chères à nos pères. Quel superbe spectacle que celui des grandes réunions de la Faculté de Paris : une centaine de docteurs, le bonnet carré sur la tête, avec la soutane de soie violette et la robe rouge fourrée d'hermines; au-dessous d'eux, une foule d'étudiants revêtus de la robe noire des bacheliers; sur une chaire élevée, entouré de ses massiers, le doyen présidant l'assemblée et célébrant dans une harangue cicéronienne les vieilles gloires de la Faculté.

Cet apparat des grands jours n'était pas entièrement mis de côté dans la vie courante. « Nous promettons solennellement, » juraient les professeurs au moment de leur nomination, « de faire nos leçons en robes longues à grandes manches, ayant le bonnet carré sur la tête et la chausse d'écarlate à l'épaule. »

Partout les grades étaient conférés avec solennité, et c'était au milieu du cérémonial le plus imposant que le nouveau docteur recevait le bonnet, symbole de la haute dignité à laquelle il était élevé. Rappelez-vous la parodie de Molière :

> Ego cum isto boneto
> Venerabili et docto,
> Dono tibi et concedo
> Virtutem et puissanciam
>   Medicandi,
>   Purgandi, etc.
> Impune per totam terram.

Les récipiendaires, en retour de l'honneur qui leur était fait, devaient presque toujours à leurs maîtres, dans ces circonstances, quelques menus cadeaux, bonnets, gants, etc., dont la forme et la qualité étaient soigneusement déterminées par les coutumes.

Il y avait pour eux d'autres obligations encore plus importantes.

A Nantes, à la fin des cérémonies de réception, « quand les bedeaux auront annoncé les jours et heures de ses leçons, ils inviteront les assistants à se rendre au dîner du récipiendaire, et celui-ci remerciera. » Vous vous ferez une idée de ce que pouvaient être ces repas, en pensant que les apothicaires, au-dessous desquels les médecins ne devaient pas rester, y dépensaient 1,200 à 1,500 livres.

A Paris, il n'en était pas autrement :

> Salus, honor et argentum,
> Atque bonum appetitum.

tel est le trait qui termine le salut du Président de la

cérémonie. Au XVIIe siècle, l'argumentation des thèses durait toute une demi-journée; du vin et des rafraîchissements étaient servis, aux frais du candidat, dans une pièce voisine où chacun des disputants pouvait à son gré aller puiser des idées et des inspirations. Les doyens donnaient toujours un repas lors de leur nomination. « Hier, raconte Guy Patin, je fis mon festin, à cause de mon décanat. Trente-six de mes collègues firent grande chère : je ne vis jamais tant rire et tant boire pour des gens sérieux et même de nos anciens : c'était du meilleur vin vieux de Bourgogne que j'avais destiné pour ce festin. »

Déjà cependant il y avait décadence. Autrefois, au temps de Rabelais, on dînait après chaque examen, après chaque thèse, aux frais du candidat reçu ; on dînait à la Saint-Luc, on dînait aux redditions de compte, aussi lors de l'élection du doyen. Lorsque la chaire de botanique fut érigée, on créa un banquet botanique. Il fut même un temps où la Faculté nommait d'office deux députés pour goûter les vins avant que l'on s'assemblât.

Cette préoccupation du bien vivre inspirait des questions et des thèses : Faut-il servir la laitue au premier service, les pommes au second ? — Est-il bon de manger des noix après le poisson, du fromage après la viande ? — Que faut-il penser du thé, du chocolat comme boisson ? — L'ivresse est-elle un bon remède contre la fièvre quarte ? — En 1787, Corvisart argumentait sur cette grave question : Faut-il boire du vin pur en mangeant des huîtres ?

Nos vieux docteurs justifiaient bien le rang honorable que Brillat-Savarin a assigné aux médecins parmi les gourmands par état.

Je n'insisterai pas sur ces côtés des mœurs du vieux temps, préférant suivre surtout dans sa pratique de ville, le docteur de Paris.

Imbu de l'enseignement dogmatique traditionnel, « fort comme un Turc sur les principes, » « tout médecin depuis la tête jusqu'anx pieds, » il porte au dehors, avec un formalisme digne et un peu prétentieux, une partie des usages de l'école, son latin et pendant longtemps son costume.

Les charges et les caricatures sont plus propres que de sérieux portraits à faire ressortir les traits caractérisques d'un personnage ; vous ne vous étonnerez pas si j'emprunte à Molière, l'impitoyable railleur de notre profession, quelques-unes de ses plaisanteries. Je pense ainsi mieux arriver à vous peindre des hommes qui, malgré le ridicule auquel ils ont prêté, nous ont laissé le souvenir d'une gravité, d'une discrétion et d'une moralité bien faites pour honorer la profession.

Le respect de ses confrères de la Faculté et surtout des anciens, l'exclusion des intrus furent les deux règles fondamentales des rapports confraternels au XVIIᵉ siècle.

Les statuts sont fort explicites sur l'honneur dû aux anciens (non par l'âge, mais par le rang d'admission au doctorat) : les jeunes doivent se lever à leur entrée ; dans les cérémonies, ils leur cèdent le pas ; en toute circonstance, ils doivent faire acte de déférence envers eux. Dans les consultations, les plus jeunes opinent les premiers et suivant l'ordre de leur promotion ; la décision est prise à la majorité des voix et rapportée par le plus ancien.

Molière a chargé beaucoup :

> Juras.....
> Essere in omnibus
> Consultationibus
> Ancieni aviso
> Aut bono
> Aut mauvaiso.

Déjà dans l'*Amour médecin,* M. Tomès parlant d'une

querelle survenue entre Artémius et Théophraste, se déclarait pour Artémius :

« Ce n'est pas que son avis, comme on a vu, n'ait tué le malade, et que celui de Théophraste ne fût beaucoup meilleur assurément ; mais enfin il a tort dans les circonstances, et il ne devait pas être d'un autre avis que son ancien. Qu'en dites-vous ?

M. Desfonandrès : « Sans doute, il faut toujours garder des formalités, quoi qu'il puisse arriver. »

Mais poursuivons :

M. Tomès : « Pour moi, j'y suis sévère en diable, à moins que ce ne soit entre amis ; et l'on nous assembla un jour, trois de nous autres, avec un médecin du dehors, pour une consultation où j'arrêtai toute l'affaire et ne voulus point endurer qu'on opinât, si les choses n'allaient dans l'ordre. Les gens de la maison faisaient ce qu'ils pouvaient, et la maladie pressait ; mais je n'en voulus point démordre et la malade mourut bravement pendant cette contestation. »

Ici, M. Tomès n'exagère pas trop : la consultation est impossible, l'art. 15 des statuts est formel et chaque docteur s'y est engagé par serment. Un jour, la marquise de Sablé voulut appeler deux docteurs de Paris en consultation avec un médecin du dehors ; sur leur refus, le célèbre théologien et casuiste Sainte-Beuve consulté, répondit : « Le serment que font les médecins de Paris peut être juste et pour le bien public ; c'est pourquoi ils sont tenus de le garder et ne peuvent le transgresser sans pécher. »

La Faculté prétendait faire aux étrangers une situation difficile en refusant tout commerce avec eux. Ils étaient nombreux, ces médecins du dehors qui venaient chercher fortune à Paris. Sans parler des opérateurs, des inciseurs, des charlatans de toute espèce, des « médecins passagers qui vont de ville en ville, de province en province, — pour

trouver des malades — capables d'exercer les grands et
beaux secrets qu'ils ont trouvés dans la médecine, » non
plus que de ceux qui guérissent « par des paroles, par des
sons, par des lettres, par des talismans et par des anneaux
constellés, » Il venait aussi de vrais médecins, des « médecins de la médecine, » comme dit Toinette, docteurs des
Facultés de province et surtout de Montpellier.

Le titre de médecin d'un prince du sang et surtout de
médecin du roi, donnait à quelques-uns toute licence d'exercer. Même le premier médecin du roi, avec sa haute situation et ses honneurs, sa juridiction sur l'exercice de la
médecine et de la pharmacie dans tout le royaume, pouvait
être un étranger ; et quand il allait aux Ecoles de Médecine
de Paris, vêtu de la robe de satin des Conseillers d'Etat, il
devait être reçu à la porte par le doyen de la Faculté, pré-
cédé des bedeaux et suivi par les bacheliers !

Les querelles avec les médecins étrangers ne cessèrent
qu'en 1694. A cette époque, la Faculté, leur accordant la
réception gratuite avec publicité des épreuves, ouvrit un
examen général (*jubilæum examen*) auquel les plus distin-
gués d'entre eux se soumirent.

Les mêmes préoccupations d'un esprit de corps intolérant
régnaient au reste dans toutes les Universités. Nos docteurs
de Nantes n'étaient pas plus accommodants que ceux de
Paris. La Faculté nantaise avait gardé toute la sévérité de ses
règles ; les lettres d'institution, par François II, portaient
que « doresnavant nul ne aucune personne ne soit receu en
nostre pays et duché à exercer pratique de médecine, jusques
foul premier se soit présenté à l'examen des régens de la
Faculté de Médecine en ladite Université de Nantes ou qu'il
ait été aprouvé en autre Université fameuse et que deuement
il en aparoisse. » Il n'en apparaissait jamais dûment aux yeux
de la Faculté, et elle exigeait que tout étranger fît ses preuves,

sans exception, ni pour les docteurs de Paris, ni pour ceux de Montpellier. Des malveillants insinuaient que la meilleure réponse était de payer les droits : il en coûtait deux mille livres, sans parler des frais de repas.

Outre le mérite de la nouveauté et du fruit défendu, les médecins de province pouvaient avoir près des clients de la capitale quelques avantages sur les docteurs de Paris ; ceux-ci étaient peut-être plus raides, moins aimables. Ils ne plaisaient guère à Mme de Sévigné ; ce n'est pas parmi eux que la spirituelle marquise rencontrait son jeune et élégant Hippocrate : « Ma chère, c'est un homme de vingt-huit ans, dont le visage est le plus beau et le plus charmant que j'aie jamais vu : il a les yeux de Mme de Mazarin et les dents parfaites ; le reste du visage comme on imagine Rinaldo ; de grandes boucles noires qui lui font la plus agréable tête du monde. — Voilà mon joli médecin. — Il est habillé comme un prince et bon garçon au dernier point. »

Nous voici loin de la Faculté, sans compter que nos docteurs, forts en humanités et bons latinistes, étaient, il faut l'avouer, passablement pédants. Ne nous en étonnons pas trop : une solide éducation classique n'était pas alors méprisée, et celui qui l'avait reçue trouvait à s'en faire quelque peu valoir ; c'était l'époque où Bélise réclamait auprès du notaire :

> Mais au moins, en faveur, Monsieur, de la science,
> Veuillez, au lieu d'écus, de livres et de francs,
> Nous exprimer la dot en mines et talents,
> Et dater par les mots d'ides et de calendes!

Comment se fit-il donc que ces docteurs instruits aient pu travestir, comme nous le montre Molière, le bel et bon latin qu'ils savaient parler dans les exercices, dans les harangues universitaires, et dans les plaidoiries solennelles devant le Parlement ? C'est qu'ils prétendaient au privilège de l'enseignement, que pour faire pièce à Saint-Côme, pour instruire les barbiers et les rendre capables de pratiquer sous leurs ordres la chirurgie, ils voulaient être seuls à leur faire leçon. Alors le professeur lisait en latin, d'après les règles de l'Université, puis donnait des explications en français. Aux démonstrations d'anatomie, un docteur enseignait sans toucher au cadavre, un chirurgien était chargé des dissections, sans avoir droit de parler, et les barbiers assistants tâchaient de comprendre. Etrange système imaginé en vain par le Parlement pour donner satisfaction à tout le monde. De tout cela sortit ce langage barbare employé pour se faire entendre d'aides ignorants et pour formuler les ordonnances des apothicaires.

L'habitude qui nous paraît aujourd'hui la plus étrange et que les médecins parisiens conservèrent longtemps, fut celle de porter au dehors le costume de l'école.

Une invitation très formelle leur avait été faite par le président de Thou, de faire leurs visites en costume, robe longue, chausse rouge et rabat. De l'humeur cérémonieuse dont ils étaient pour la plupart, cet appareil n'était pas pour leur déplaire, et ils parcouraient volontiers Paris, promenant, sur leurs mules, leurs grandes perruques et leurs barbes majestueuses.

La mule leur donnait un peu l'air d'évêques ou de hauts magistrats. Il fallut Guénaut, un antimonial, homme à la mode et audacieux novateur, pour oser se montrer sur un cheval :

> Guénaut sur son cheval en passant m'éclabousse,

relate Boileau.

Ce fut la lutte entre la vieille et la nouvelle école.

« Il faut avouer, » dit M. Tomès, « que j'ai une mule admirable pour cela, et qu'on a peine à croire le chemin que je lui fais faire tous les jours. »

« J'ai un cheval merveilleux, » riposte M. Desfonandrès, « et c'est un animal infatigable. »

Quant à la barbe, elle était bien l'apanage reconnu des docteurs. Il existe une thèse sur cette question ; « *An medico barba ?* » et lorsqu'il s'agit de faire d'Argan un médecin, Toinette lui dit : « Tenez, Monsieur, quand il n'y aurait que votre barbe, c'est déjà beaucoup, et la barbe fait plus de la moitié d'un médecin. »

La robe et le rabat étaient populaires : « Qui pourrait avoir confiance en un médecin qui ne porte pas de rabat, » dit Pascal. Pourtant les brocards ne manquaient pas, comme en est la preuve un sixain du temps :

> Affecter un air pédantesque,
> Cracher du grec et du latin,
> Longue perruque, habit grotesque,
> De la fourrure et du satin,
> Tout cela réuni fait presque
> Ce qu'on appelle un médecin.

La raillerie de Molière s'attaque bien souvent à cette malheureuse robe.

A force de coups de bâtons, Sganarelle se ressouvient qu'il est médecin :

« Allons, Monsieur, » lui dit Valère, — « sans une robe » de médecin ? » — « Nous en prendrons une. »

Et l'autre Sganarelle, de don Juan, ridiculement accoutré de l'habit d'un vieux médecin : « Mais, savez-vous, Monsieur, que cet habit me met déjà en considération, que je suis salué des gens que je rencontre et que l'on vient me consulter ainsi qu'un habile homme ! »

Dans le *Malade imaginaire*, sur l'objection d'Argan, que pour être médecin « il faut savoir bien parler latin, connaître les maladies et les remèdes qu'il y faut faire, » Béralde est plus affirmatif encore : « En recevant la robe et le bonnet vous apprendrez tout cela, et vous serez après plus habile que vous ne voudrez. »

Quoi qu'il en soit, nos docteurs tenaient à leur robe, mais surtout ils entendaient être seuls à la porter ; cette question prenait à leurs yeux une importance capitale dans leurs querelles contre les médecins du dehors et contre les chirurgiens.

Lorsque Colbert fait annuler, sur leurs réclamations, les lettres patentes instituant la chambre royale, défense est faite à tous médecins étrangers de paraître en costume de docteur.

Ils en voulaient surtout aux chirurgiens : « ces laquais bottés, ces estaffiers de Saint-Côme, ces chiens grondants, cette superbe racaille, » telles sont les aménités de Guy Patin à leur égard, n'osaient-ils pas... « faire leçons et anatomies en robes et bonnets. » Cela se pouvait-il supporter ?

La Faculté, tirant parti de la situation délicate soulevée par le contrat d'union de 1655 entre les chirurgiens de Saint-Côme et les barbiers chirurgiens, en demandait l'annulation, ou l'extension aux deux compagnies des obligations acceptées autrefois par les barbiers. En même temps, elle renouvelait une demande déjà ancienne : qu'il fût défendu aux chirurgiens de lire, professer, conférer des grades, prendre le titre de collège, enfin et surtout de porter la robe et le bonnet.

La correspondance de Guy Patin reflète jour par jour tous les petits événements de cette affaire qui dura trois ans. Ce qui le met le plus hors de lui, c'est la prétention des chirurgiens à porter la robe et le bonnet: « Ne voilà-t-il pas une demande bien ridicule et une conclusion bien extravagante ? Avez-vous jamais vu doctrine sans littérature ? Si on leur permettait des robes et des bonnets pour leur prétendue doctrine en chirurgie, il faudrait en accorder autant aux apothicaires pour leur doctrine en pharmacie, et ceux-ci n'auraient-ils pas bonne grâce, quand il faudrait donner des lavements, ou faire l'onguent rose ou diapalme, d'être ainsi équipés ? »

D'ailleurs Hippocrate n'avait il pas prescrit aux chirurgiens des habits courts ? L'Université de Paris intervint au procès et protesta, au nom de l'honneur des lettres, contre la profanation de son costume commise par de vils artisans. Sur les conclusions de l'avocat général Omer Talon, le Parlement rendit son arrêt : « Les deux communautés des chirurgiens et barbiers unies demeureront soumises à la Faculté de médecine, — sans que pas un des dits chirurgiens-barbiers puissent porter la robe et le bonnet, que ceux qui ont été et seront reçus maîtres ès-arts, » est-il dit en terminant. « Et néanmoins pourront, ceux qui ont été reçus avec la robe et le bonnet jusqu'à ce jour, les porter pendant leur vie. — Fait en Parlement, le 7e jour de février 1660. »

Soixante-dix docteurs en grand costume allèrent processionnellement remercier le premier président de Lamoignon et l'avocat général Omer Talon. De plus, il fut rendu un décret dans lequel il était déclaré que Talon ayant bien mérité de la Faculté, elle s'engageait à lui donner, à lui et à sa famille, des soins gratuits à perpétuité.

Les chirurgiens songèrent un moment à plaider pour rompre l'union. Guy Patin est ravi : « L'arrêt ne laissera pas de demeurer en son entier : robes coupées et abattues, bonnets écornés et renversés. Ils se mangeront les uns les autres et il n'y aura jamais grande perte. »

La défaite était définitive : la chaire d'Ambroise Paré fut abattue ! Puis il fallut payer l'impôt annuel, prêter le serment d'obéissance. Les barbiers avaient cru entrer dans les droits et privilèges des chirurgiens ; en fait, les chirurgiens s'étaient chargés de la honte des barbiers.

Si invraisemblable que cela paraisse, la mode encore récente des perruques eut une influence plus grande qu'on ne pourrait croire pour relever la chirurgie de son abaissement.

Anciennement, les médecins portaient une espèce de bonnet fourré, appelé calotte à oreilles, tel qu'on en voit aux portraits d'Erasme et de Fernel. Lorsque Louis XIII prit une perruque, ayant perdu prématurément ses cheveux, par l'effet, disait-il, des harangues qu'il avait endurées, Guy Patin, Riolan et les autres résistèrent d'abord à la mode et gardèrent leurs cheveux. Sous Louis XIV seulement, nos confrères cédèrent à l'exemple et à la coutume, et leurs portraits nous les montre alors perdus sous cette énorme perruque qui occupe la moitié du tableau.

Il y avait bien quelques avantages :

> C'est une loi communément reçue,
> Qu'il faut, devant les grands, se tenir tête nue,
> Et la perruque alors est un puissant secours.

dit une ancienne satire.

Scipion Abeille, chirurgien-major du régiment de Picardie et poète, n'hésite pas à en conseiller l'usage au vrai chirurgien :

> Si des rigueurs du temps, il craint trop pour sa nuque,
> Qu'il quitte ses cheveux et qu'il porte perruque.

Mais, avec leurs dimensions exagérées, on en éprouvait pourtant de graves inconvénients. Louis XIV fut pour cette cause sujet aux migraines et aux douleurs de tête ; lorsqu'il tomba malade, à vingt ans, le médecin de Calais qui le vit avec les médecins de la Cour, s'écria : « Comment ne pas étouffer sous ce paquet de crins ? Nous guérirons ce garçon-là, mais à condition qu'il ne portera plus ces vilaines crinières, qui lui échauffent la tête et lui font bouillir la cervelle. »

Un chirurgien célèbre en éprouva une très fâcheuse aventure : le soir de ses noces, Brasdor, qui s'en était fait faire une d'une recherche toute particulière, pensa mourir à table tant elle était collante et serrée ; on n'eut que le temps de l'en débarrasser, aux yeux de tous les convives et de sa jeune femme.

Au moment du fatal arrêt qui semblait devoir consommer la ruine de la chirurgie, les questions de formalisme et de costume commençaient à perdre de leur importance aux yeux du public, et bientôt les médecins allaient abandonner spontanément la robe, pour ne conserver que l'habit noir, le rabat et la grande perruque.

Les chirurgiens firent contre fortune bon cœur. L'étiquette condamnait ceux qui étaient attachés à la Cour, comme Félix et Dionis, à porter la vaste perruque ; les autres se mirent au goût du jour et en prirent de plus élégantes et plus commodes à la fois. Maréchal, premier chirurgien du roi Louis XV, après lui, La Peyronie, osèrent, à leur tour, se mettre à la mode et bientôt la chirurgie eut à s'enorgueillir des magnifiques perruques de La Martinière, de Hévin et de Louis. Là-dessus, elle triomphait sans conteste de la médecine, qui en était encore au costume tout noir d'un autre âge et à la vieille perruque magistrale et sentencieuse.

La même mode allait avoir des résultats plus sérieux en rompant la funeste union avec la barberie. Déjà, sur l'ordre de Louis XIV, la charge de maître et garde des privilèges de l'état de barbier-chirurgien dans tout le royaume, avait été transférée du premier barbier au premier chirurgien, Félix.

L'industrie de la fabrication des perruques créait un

grand embarras : sous ce prétexte, les barbiers allaient-ils former une nouvelle corporation et échapper à leur servitude ? La Faculté s'émut : « elle ne peut plus répondre à votre Majesté du salut de sa Cour et de son peuple, s'il ne lui plaît lui conserver ses anciens disciples. » Un moment donc, au nom du salut public, les fabricants de perruques devinrent les confrères des membres de la communauté de Saint-Côme, et durent passer des examens d'anatomie et de chirurgie. Le temps et la nécessité des choses finirent néanmoins par avoir raison de la routine, et par constituer en deux professions distinctes les barbiers d'une part et les chirurgiens de l'autre.

La fondation de l'Académie de chirurgie par Louis XV, ouvrit enfin une tribune publique aux travaux et aux discussions des chirurgiens. Dès son origine, cette illustre compagnie jeta un éclat qui la rendit célèbre au XVIII⁰ siècle dans toute l'Europe, et éclipsa l'antique renommée de la Faculté.

Chirurgiens et médecins arrivaient à prendre une part égale dans l'estime et la confiance publiques, quand la révolution, en détruisant à la fois les deux compagnies, vint effacer les dernières traces des misérables questions de rivalité et de préséance qui ont tant retardé les progrès de l'art.

L'enseignement public de la Faculté perdu dans les nuages de son érudition et de sa philosophie dogmatique, s'était montré moins fécond que l'éducation privée et individuelle des chirurgiens, vivifiée par le contact journalier des malades.

Il y avait là une grande leçon qui ne pouvait être perdue, et les études médicales, à leur restauration, durent être établies sur des bases entièrement nouvelles.

Que reste-t-il dès-lors de la vieille Ecole de Médecine ? Où sont aujourd'hui les traces de l'antique Faculté, avec la pompe de ses majestueuses cérémonies, l'éclat de ses costumes, la fière énergie de sa jalouse indépendance ? Le souvenir seul subsiste de cette institution supprimée il y a cent ans à peine.

En vérité, les coutumes du temps d'Hippocrate nous semblent moins loin de nous, que celles des contemporains de Guy Patin.

Usages, costumes, privilèges, tout a disparu, comme ont été vouées à l'oubli, dans les transformations de Paris, les ruines de l'ancienne école de la rue de la Bûcherie, témoin de toutes ces splendeurs.

Qui de nos jours a jeté un regard sur ces murs abandonnés, sur l'orgueilleux écusson promettant le salut à la ville et au monde « *urbi et orbi salus* » ? Qui est entré dans la grande salle circulaire, mutilée par le temps et la main des hommes ? Qui a vu la longue corniche, où figuraient alternativement un coq, l'oiseau d'Esculape et l'emblème de la vigilance, et un pélican nourrissant ses petits, l'emblème du dévouement ? vigilance et dévouement, les deux grandes vertus du médecin.

En lisant le livre de l'histoire, je vois que nos anciens n'ont pas failli à ces devoirs. L'expérience du passé éclaire l'avenir : je ne sais quelles destinées attendent le corps médical dans l'organisation des Sociétés futures, mais j'ai la confiance qu'il saura rester à la hauteur de sa mission, et se montrer digne de ses ancêtres.

Mᵐᵉ vᵉ Camille Mellinet, imp. — L. Mellinet et Cⁱᵉ, succᵉˢ